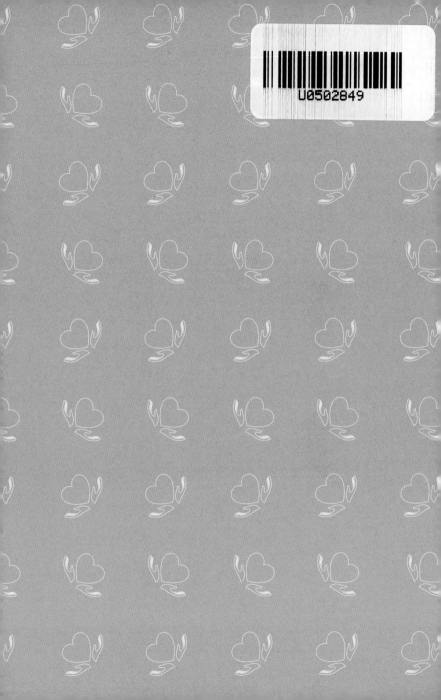

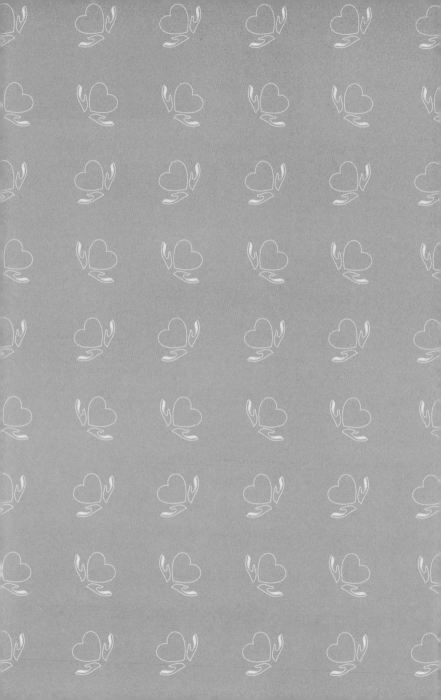

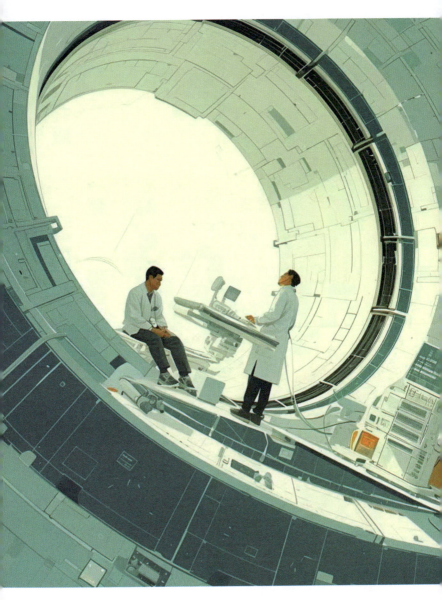

放疗前，专家会诊治疗方案

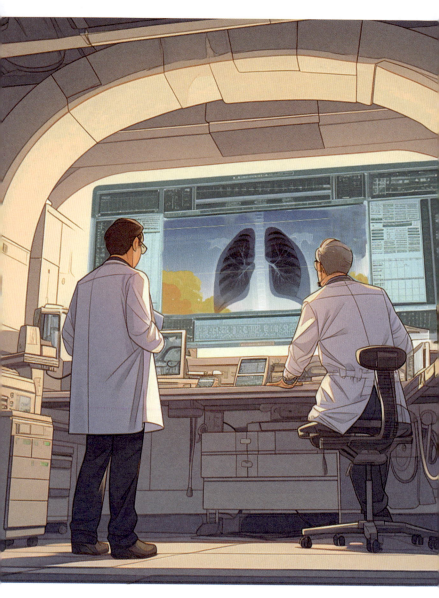

放疗前，专家会诊评估病情

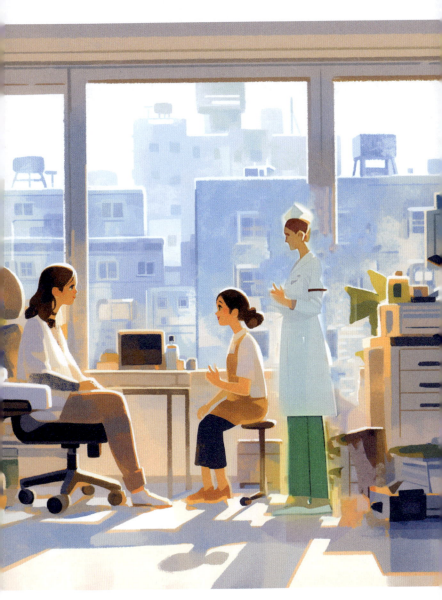

放疗前，医患床旁沟通了解

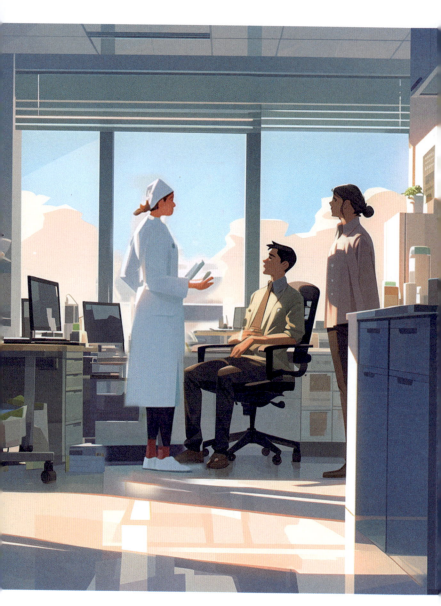

医患协商确定放疗方案

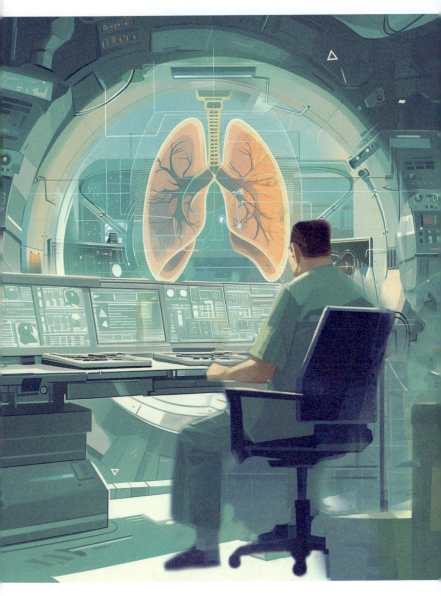

精准放疗开始了

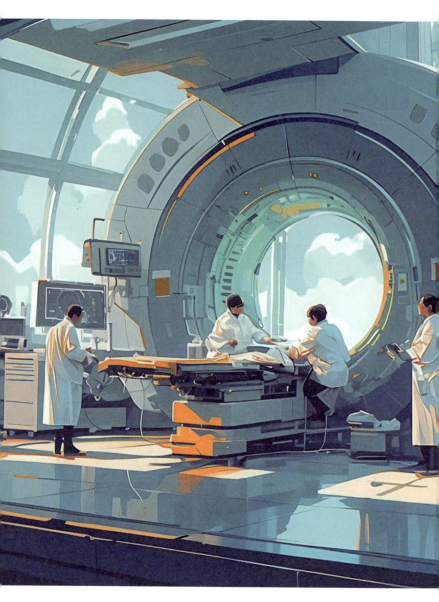

放疗医师和技师在严谨而紧张地工作

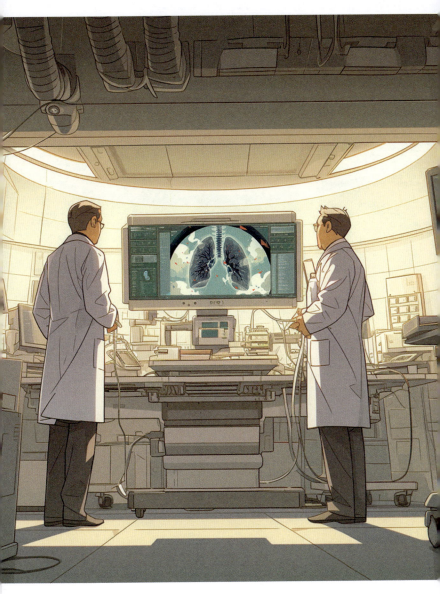

放疗后，专家在分析评估疗效

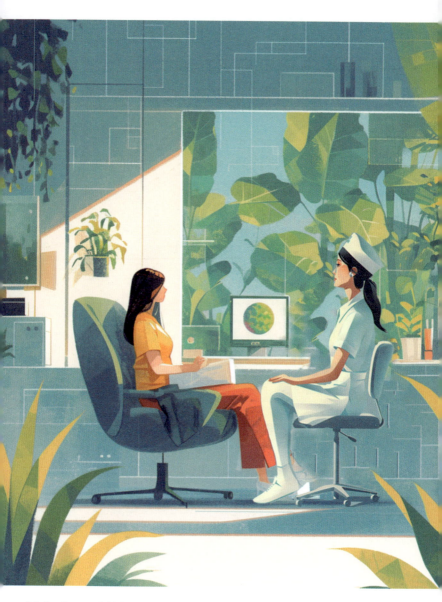

放疗后，医患沟通回访事宜

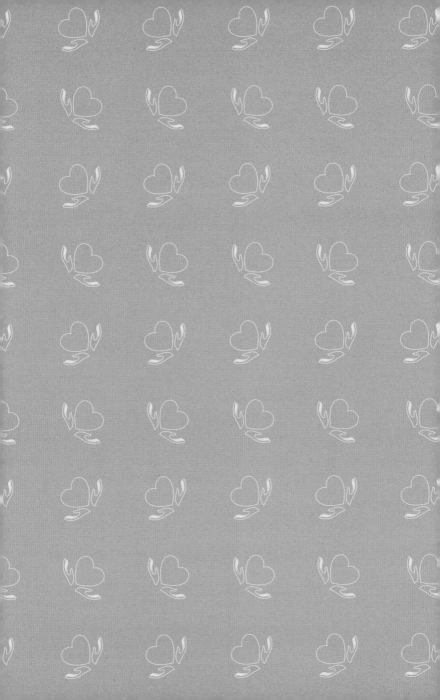

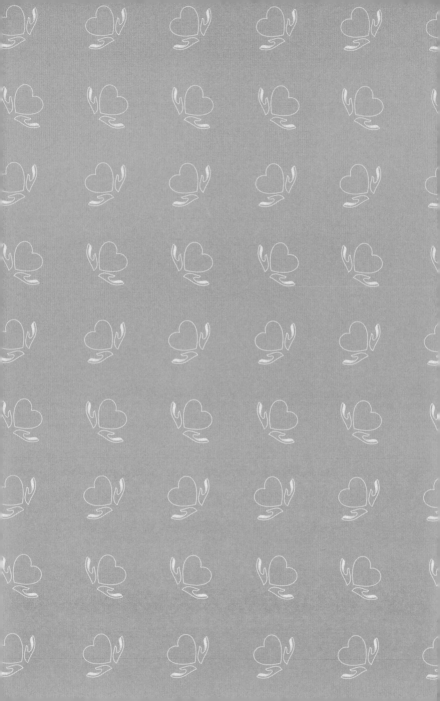

科普中国·健康大百科
（第一辑）

肿瘤放射治疗科普丛书（融媒体版）总主编 王俊杰 刘友良

护理有"翼"，护你有"理"

放射治疗
专家护理

主编 李葆华 王攀峰

中国科学技术出版社

·北 京·

图书在版编目（CIP）数据

放射治疗专家护理 / 李葆华，王攀峰主编 . —北京：中国科学技术出版社，2024.6

（肿瘤放射治疗科普丛书：融媒体版 / 王俊杰，刘友良主编）

ISBN 978-7-5236-0709-1

Ⅰ.①放… Ⅱ.①李…②王… Ⅲ.①肿瘤 - 放射疗法 - 护理学 Ⅳ.① R473.73

中国国家版本馆 CIP 数据核字（2024）第 089253 号

策划编辑	王久红　焦健姿
责任编辑	王久红
装帧设计	东方信邦
责任印制	徐　飞

出　　版	中国科学技术出版社
发　　行	中国科学技术出版社有限公司
地　　址	北京市海淀区中关村南大街 16 号
邮　　编	100081
发行电话	010-62173865
传　　真	010-62179148
网　　址	http://www.cspbooks.com.cn

开　　本	787mm×1092mm　1/32
字　　数	49 千字
印　　张	3.5
彩　　插	12
版　　次	2024 年 6 月第 1 版
印　　次	2024 年 6 月第 1 次印刷
印　　刷	北京盛通印刷股份有限公司
书　　号	ISBN 978-7-5236-0709-1/R·3256
定　　价	39.80 元

分册编者名单

名誉主编　王仁生　卢泰祥

主　　编　李葆华　王攀峰

副主编　马　骏　孙丽娟　唐媛媛　刘　影

编　　者（以姓氏笔画为序）

　　　　　马　骏　北京大学第三医院

　　　　　王攀峰　北京大学第三医院

　　　　　司左娟　北京大学第一医院

　　　　　刘　影　长春肿瘤医院

　　　　　孙丽娟　大连大学附属中山医院

　　　　　李彦华　山西省肿瘤医院

　　　　　李葆华　北京大学第三医院

　　　　　吴松波　北京大学第三医院

　　　　　张亚茹　北京大学肿瘤医院

　　　　　张慧英　首钢技师学院

　　　　　范京红　北京大学第三医院

　　　　　袁玉玲　北京大学肿瘤医院

　　　　　郭　佳　北京大学第一医院

　　　　　唐媛媛　江苏省人民医院

　　　　　雷　媛　北京大学第三医院

丛书编委会

名誉主编 于金明　马　骏　申文江

丛书主编 王俊杰　刘友良

秘　书　处 王占英

编　　委（以姓氏笔画为序）

丁　轶　马　骏　马瑾璐　王　春

王　喆　王　皓　王　澜　王仁生

王孝深　王奇峰　王攀峰　尹　丽

卢泰祥　匡　浩　毕　楠　曲　昂

吕家华　乔　俏　刘　影　刘华文

江　萍　许庆勇　孙丽娟　李　宁

李　涛　李洪振　李葆华　何立儒

沈亚丽　张　烨　岳金波　周　琴

赵丽娜　郝春成　胡　漫　侯友翔

侯晓荣　俞　伟　姜　新　夏耀雄

徐勇刚　徐裕金　郭启帅　唐玲珑

唐媛媛　黄　伟　黄桂玉　曹建忠

康　敏　章文成　阎　英　隋江东

彭　纲　葛小林　蒋春灵　韩骐蔓

蔡旭伟

序

恶性肿瘤已经成为严重威胁国人健康的主要疾病。目前肿瘤治疗主要有手术、放射治疗和化学治疗三大手段。根据世界卫生组织统计肿瘤患者中约70%需要借助放射治疗达到根治、姑息或者配合手术行术前或术后放射治疗。

自伦琴发现X射线、居里夫人发现放射性元素镭之后，利用射线治疗肿瘤逐渐成为人类抗击恶性肿瘤的主要手段。随着计算机技术进步、放射治疗设备研发水平提高、数字化控制能力增强，放射治疗技术得以飞速发展，涌现出三维适形放射治疗、调强放射治疗、影像引导下放射治疗等一大批全新的照射技术，放射治疗的理念发生根本性变革，治疗疗程大幅度缩短、精度和效率大幅度提高，已经全面进入精确和精准时代，在皮肤癌、鼻咽癌、喉癌、早期肺癌、肝癌、前列腺癌、宫颈癌等治疗领域达到与外科相媲美的疗效，催生出了放射外科、立体定向放射治疗、放疗消融、近距离消融、介入放射治疗等全新的概念，极大提高了肿瘤综合治疗水平。

为提高国人对肿瘤放射治疗认知，由中华医学会放射肿瘤治疗学分会、中国核学会近距离治疗分会，联合北京趣头条公益基金会组织全国从事肿瘤放射治疗领域的知名中青年专家学者共同编写了这套我国第一部肿瘤放射治疗科普丛书，系统阐述了放射治疗领域的新技术、新疗法和新理念，特别是将放射治疗的各种技术在各系统肿瘤中的应用以科普形式进行了介绍，语言通俗易懂，图文并茂；文本与音频视频相融合，宜读可听可看；看得懂，学得会，用得上；旨在提升整个社会对放射治疗的认知水平，使广大肿瘤患者科学、系统、全面地了解肿瘤放射治疗，为健康中国战略的实施做出放疗人应有的贡献。

中华医学会放射肿瘤治疗学分会
主任委员
王俊杰
中国核学会近距离治疗与智慧放疗分会
主任委员

前　言

　　肿瘤放疗前、放疗中、放疗后的护理是十分重要的。本书对放射治疗前的准备、治疗中可能出现的躯体症状、放疗后居家期间的护理等内容进行全面介绍，使肿瘤放射治疗的患者和家属更方便地获取有针对性的放疗护理知识，提升照护能力，提高患者的治疗效果和生存质量。

　　本书由放疗护理专家编写，针对放疗患者关心的护理问题进行了详细介绍，通过通俗易懂的文字，对放疗前健康宣教、放疗中的注意事项、放疗后居家护理等内容进行了分类讲解，在注重专业性的同时兼顾了趣味性，期望患者和家属能够通过本书了解放射治疗的流程及注意事项等相关护理知识，能够有准备地积极配合医生完成放疗，减少或缓解并发症，提高患者居家生活质量。

李葆华　王攀峰

放疗名词解释

放疗　放疗为放射治疗的简称，是一种利用高能射线来杀灭肿瘤细胞的治疗方法。

化疗　化疗是化学治疗的简称，利用化学合成药物杀伤肿瘤细胞、抑制肿瘤细胞生长的一种治疗方法。

靶向治疗　靶向治疗是在细胞分子水平上，以肿瘤细胞的标志性分子为靶点，干预细胞发生癌变的环节，如通过抑制肿瘤细胞增殖、干扰细胞周期、诱导肿瘤细胞分化、抑制肿瘤细胞转移、诱导肿瘤细胞凋亡及抑制肿瘤血管生成等途径达到治疗肿瘤的目的。

免疫治疗　免疫治疗是利用人体的免疫机制，通过主动或被动的方法来增强患者的免疫功能，以达到杀伤肿瘤细胞的目的，为肿瘤生物治疗的方法之一。

TOMO刀　又称螺旋断层调强放射治疗，集合了调强适形放疗、影像引导调强适形放疗以及剂量引导调强适形放疗于一体，其独创性的设计使直线加速器与螺旋CT完美结合，突破了传统加速器的诸多限制。

射波刀 又称"三维立体定向放射手术机器人",其核心技术是以机器人的工作模式来驱动一台医用直线加速器,它属于立体定向放射治疗(SRS/SBRT)的范畴,有着疗程短、剂量率高,治疗范围广、影像引导速度快和运动器官动态追踪能力强等特点。

伽马刀 是一种融合现代计算机技术、立体定向技术和外科技术于一体的治疗性设备,它将^{60}钴发出的伽马射线几何聚焦,集中射于病灶,一次性、致死性地摧毁靶点内的组织,而射线经过人体正常组织几乎无伤害,并且剂量锐减。

立体定向放射疗法 采用等中心治疗的方式、通过立体定向技术,将多个小野三维聚焦在病灶区、实施单次大剂量照射的治疗。由于射线束从三维空间聚焦到靶点,因此病灶区剂量极高,而等剂量曲线在病灶以外迅速跌落,病灶与正常组织的剂量界限分明,如外科手术刀对病变进行切除一样,在达到控制、杀灭病灶的同时保护正常组织。

常规分割放疗 每天1次,每次剂量为1.8~2.0Gy,每周照射5次。

大分割放疗 相对于常规分割放疗而言,大分割放疗提高单次剂量，减少照射次数。

质子治疗　是一种使用质子射线来治疗肿瘤的放射治疗技术。质子射线和高能X线的主要区别是它进入体内的剂量分布。当质子射线在进入体内后剂量释放不多，而在到达它的射程终末时，能量全部释放，形成布拉格峰，在其后的深部剂量几近于零。这种物理剂量分布的特点，非常有利于肿瘤的治疗。

重离子治疗　属于粒子治疗，射线进入人体后的深部剂量分布和质子类似，布拉格峰后的剂量虽然迅速降低，但是比质子要多。产生的放射损伤70%以上是DNA的双链断裂，放射损伤不易修复，而且放射损伤的产生不依赖氧的存在，故对乏氧肿瘤亦有效。

定位　定位是通过现实的或模拟的方式模拟放射治疗，以采集患者治疗部位的影像，确定照射野体表的对应位置，并做标记的过程。

调强放疗　调强适形放射治疗的简称，是在三维适形放疗的基础上演变而来的，其原理是利用计算机控制的精密装置，根据肿瘤的形状和位置，调整放射线的强度和方向，以便更精确地照射肿瘤，同时最大限度地减少对周围正常组织的伤害。

基因检测 是一种通过分析个体的 DNA或RNA 来检测特定基因的变异、突变或遗传标记的过程。它可以提供关于个体遗传信息的重要线索，包括潜在的遗传疾病风险、药物反应性、基因型和表型相关性等。

目 录

PART 1
真知灼见——放疗总论

PART 2
知己知彼——放疗前准备

PART 3
有的放矢——放疗中注意事项

PART 4

不容懈怠——放疗后随访

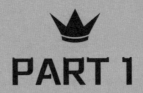

PART 1

真知灼见
放疗总论

　　本篇我们对现代几种常用的先进放疗技术（如射波刀、TOMO放疗、调强放疗、质子重离子治疗）的优势进行解读，以便患者在放疗前与医护团队更好地沟通理解。

杀灭肿瘤的无形刀——什么是放射治疗

　　大多数人在听到"放疗"二字的时候，内心都有一个巨大的问号，放疗究竟是什么？放疗就是拍胸片、做 CT 吗？放射线看不见摸不着，它能杀灭肿瘤吗？甚至认为"辐射"对人体不良反应大，惧怕"辐射"，导致很多人谈放疗而色变。

　　简单来说，放射治疗（简称放疗）就是利用高能放射线杀死人体内肿瘤细胞的治疗方式。放疗就像一把杀灭肿瘤的"无形刀"，运用直线加速器产生的高能放射线，对肿瘤进行精确打击和定向"爆破"，而不会造成手术致残或身体外观的改变。目前用于肿瘤治疗的医用直线加速器能够根据患者的肿瘤部

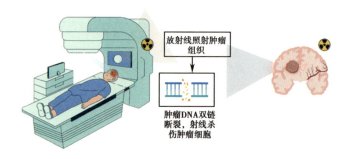

放射线照射肿瘤组织

肿瘤DNA双链断裂，射线杀伤肿瘤细胞

位深度及范围，选择相应能量的 X 射线或电子线进行放射治疗，可避开或减少邻近肿瘤的正常组织器官的受照剂量，从而精确杀灭肿瘤组织，提高患者预后生活质量。正因如此，目前全世界癌症治疗中，大约 70% 的患者在肿瘤发展的某个阶段可以使用放疗。

放疗怎么杀灭肿瘤细胞

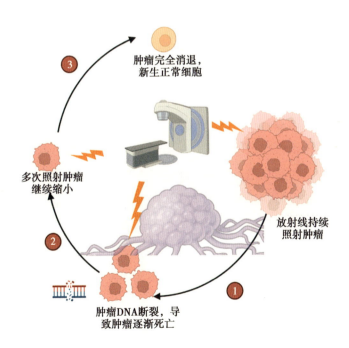

③ 肿瘤完全消退，新生正常细胞

多次照射肿瘤继续缩小

放射线持续照射肿瘤

肿瘤DNA断裂，导致肿瘤逐渐死亡

①

②

放疗是应用放射线（如光子束的X射线、γ射线，离子束的质子束、中子束及重离子束等）照射到肿瘤组织细胞内，导致肿瘤细胞内DNA双链断裂，失去自我复制繁衍的功能而凋亡，从而杀灭肿瘤的一种治疗方式。每次放疗，仅能杀死一部分癌细胞，另一部分肿瘤细胞通过修复还可存活。因此，放疗需要进行几次甚至几十次的反复照射，才能够将更多的肿瘤细胞杀死。

什么情况适合放疗

根据肿瘤的治疗情况，适合放疗的情况如下。①保留器官功能的根治性放射治疗。放射治疗在取得根治性疗效的同时，保留了器官的完整性和功能性，包括早期鼻咽癌、喉癌、保肛手术后的低位直肠癌以及发生在肢体的软组织肿瘤等。②放射治疗与手术、化疗、靶向或免疫等结合的综合治疗。与手术结合放射治疗，包括术前、术中、术后放射治疗等。③姑息放射治疗。比如某些晚期肿瘤患者发生骨、脑等远处转移或局部肿瘤复发，放射治疗是最重要的姑息治疗手段之一。放疗可以在不增加治疗不良反应的前提下达到止痛、减轻症状和提高生活质量，延长患者生存时间的目的。④某些良性病变也可以通过放疗的方式进行治疗，比如血管瘤、瘢痕等可以采用放射治疗，或放射治疗与手术结合的方法取得较好的疗效。

什么情况适合放疗

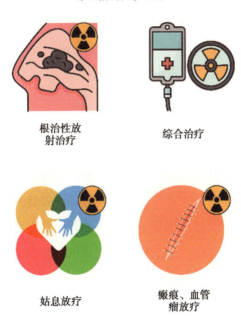

根治性放射治疗

综合治疗

姑息放疗

瘢痕、血管瘤放疗

放疗只能做 1 个疗程吗？复发后可反复做吗

放疗是否只能做 1 个疗程这个问题在临床上没有绝对的定论，要结合患者的个体情况，由医生进行全面的评估后才能决定。通常来说放疗后 5 年内出现照射范围内的复发，进行二次放疗，医生制订放疗计划的难度相对较大；如果是放疗结束 5 年以后出现肿瘤复发，在较为精确保护周围正常器官的前提下，可以尝试二次放疗。

什么是外照射，它和内照射有何不同

外照射又叫体外远距离照射，是目前放疗最常用的一种治疗方式，主要是放射源位于体外一定距离，集中照射人体某一区域的肿瘤组织。目前常用的加速器治疗、射波刀治疗都是这种形式。内照射又称近距离照射，是指将放射源直接放入肿瘤组织内部的治疗方法，主要包括后装治疗和放射性粒子植入治疗。

放射治疗 1 个疗程要多长时间

放射治疗 1 个疗程所需的时间取决于肿瘤的性质、病变的早晚、治疗的目的、患者的身体状况等多方面的因素，一般需 4～6 周。①病变相对较早、位于实质器官的肿瘤，如肺癌、肝癌等，以立体定向放疗为主的根治性放疗需时较短，一般为 2～3 周；鼻咽癌、食管癌的根治性放疗一般为 6～7 周。②病变较晚的姑息性放疗需时为 3～5 周，如脑多发转移瘤的放疗一般为 2～4 周。③敏感肿瘤的放疗一般需时较短，如淋巴瘤的放疗需要 3.5~5.5 周。④而对放疗敏感性较差的肿瘤，如纤维肉瘤，则需时 6～8 周。⑤为提高手术切除率、减少复发所作的术前放疗一般需时 4～5 周。⑥为巩固疗效而做的术后放疗一般需时 5～6 周。

放疗后人体内会不会存留放射线

外照射放疗，加速器产生的辐射大部分是 X 射线，与 CT 成像产生的辐射一样。治疗结束后，射线就会停止，而 X 射线照射到人体后会在较短时间内被吸收，因此患者在放疗后不会在人体内留存射线，更不会带有辐射。治疗过程中您可以和家人从容相处，包括小孩，一点危险也没有。如果患者接受的是内照射放疗，部分内照射治疗的方式，比如放射性粒子植入治疗，治疗中将放射性物质放射性 ^{125}I 粒子植入患者体内，在一段时间内会向周围环境释放一定量的辐射，需要采取合适的防护措施。

常见放疗无辐射，植入放疗影响小

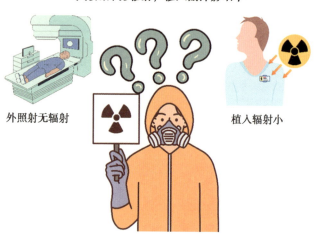

外照射无辐射　　　　　　　　　　　　植入辐射小

放疗会带来损伤吗

放疗是一把双刃剑，在杀死肿瘤细胞的同时对正常细胞也有一定损伤。损伤大小取决于照射的剂量、位置及患者的一般体力状况等。放疗对身体的损伤根据损伤发生时间分为急性损伤和晚期损伤，根据损伤范围分为局部损伤和全身损伤。

放疗有哪些常见的不良反应，是否严重

如同外科手术会不可避免地切除少量正常组织，化疗也会不可避免地杀灭正常细胞一样，放疗也会损伤肿瘤附近的正常细胞，导致不良反应的产生。不同的病种、不同的放射部位、不同照射剂量的放疗产生的不良反应不尽相同。最常见的放疗不良反应包括胃肠道反应（恶心、呕吐）、机体免疫力下降（发热、疲乏）、外周血细胞数下降、局部皮肤或黏膜放射损伤等。

临床上，不少癌症患者因恐惧放疗的不良反

应而却步，甚至认为放疗会致癌，反而加速死亡。其实，这是一种认知上的误区。所有癌症的治疗都会有不良反应，但是现代放疗的不良反应恰恰要比手术、化疗的不良反应小得多。因为它仅仅是一个局部治疗，是用射线把肿瘤"切"掉，没有切口，不出血，不损伤器官，更不会加速患者死亡。

放疗会带来损伤

急性损伤

放射性皮炎

放射性口腔黏膜炎

口干和味觉异常

局部脱发

白细胞和血小板下降

晚期损伤

放射性龋齿和放射性骨坏死

吞咽困难

皮下组织纤维化

内分泌功能障碍，如垂体或甲状腺功能低下

呼吸困难

TOMO 刀、射波刀、调强放疗都是怎么回事

①TOMO 放疗：又称螺旋断层放射治疗，采用螺旋 CT 扫描方式治疗肿瘤。对于病灶较多、形态不规则及特殊解剖部位的肿瘤具有一定的剂量学优势，如头颈部肿瘤、全身多处转移、全脑全脊髓放疗等。通过一次连续性照射即可完成对单个大范围肿瘤靶区或多个靶区的治疗，明显缩短治疗时间、提高治疗效率。②射波刀：属于立体定向放射治疗的一种方式，利用立体定向技术进行病灶定位。射线聚焦的能量比较大，实现病灶中心高剂量，周围剂量迅速跌落的剂量分布特点，治疗范围精确、误差小，精准杀伤肿瘤，起到类似外科手术的效果。③调强放疗：一种精准放疗的实现方式，靶区不仅有更好的适形，还能够调整靶区内部剂量分布及强度变化，提高肿瘤内部接受放疗的剂量均匀性，减少周围正常组织受照剂量，提高肿瘤控制率及生存率，改善患者生存质量。

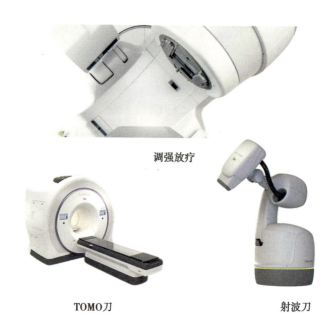

调强放疗

TOMO刀

射波刀

质子治疗是什么

  质子是一种带有正电荷的亚原子粒子，经过回旋加速器加速形成质子束射入人体组织，杀灭肿瘤细胞。在到达肿瘤病灶前，质子束释放的能量较少，一旦到达病灶，会在瞬间释放比常规放疗更大的能量，形成一个高峰——布拉格峰，实现对肿瘤的准确打击。之后能量迅速衰减，大大减少了对周围正常组织的伤害。

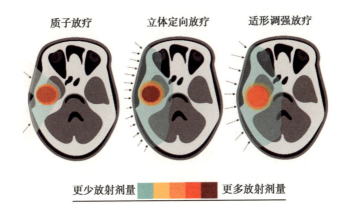

质子放疗　　　　立体定向放疗　　　　适形调强放疗

更少放射剂量 ▮▮▮▮▮▮ 更多放射剂量

重离子放疗是什么

　　重离子放疗是利用重离子（通常是碳粒子）进行的放射治疗，通过粒子加速器将重离子加速到高速，形成具有强穿透力的电离射线。重离子具有特殊的布拉格峰物理学特性，能够在肿瘤处释放有效剂量，同时极大减少对周围正常组织的辐射剂量。然而，与质子放疗不同的是，重离子在布拉格峰迅速下降结束时还存在一个较长的低剂量尾区，这可能增加肿瘤周围正常组织接受低剂量照射的风险，可能导致不良反应增加。

放疗期间需要配合化疗吗

　　放疗是一种局部治疗手段，化疗是全身治疗。放疗期间同步化疗可使肿瘤细胞增殖周期同步，增加放疗对肿瘤细胞的杀伤效果；同时化疗药物也可以直接杀死肿瘤细胞。对于不同种类的肿瘤，放疗期间是否配合化疗取决于多个因素，包括循证医学证据、肿瘤类型、临床分期、患者一般状况以及治疗目标等。

什么是靶向治疗

　　靶向治疗是一种针对具有明确致癌位点的肿瘤在细胞分子水平，通过设计的特定药物与特异性癌位点结合，使肿瘤细胞特异性死亡，而不会对周围正常细胞造成损伤。由于不同部位和病理类型的恶性肿瘤的致癌位点存在差异，所使用的靶向药物也各不相同。如头颈部肿瘤中表皮生长因子受体（EGFR）的高表达与肿瘤的侵袭、复发和远处转移密切相关。

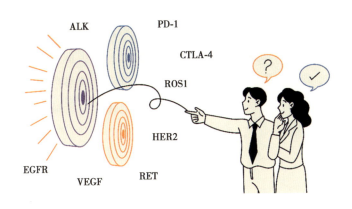

什么是免疫治疗

　　免疫治疗是一种利用人体自身免疫系统来治疗疾病的方法。其目标是增强或恢复免疫系统的功能，使其更有效地对抗肿瘤。常见的免疫治疗方法有三种：①检查点抑制药：这种治疗方法通过解除免疫系统的"枷锁"，使其更积极地攻击肿瘤细胞。一些肿瘤细胞可以利用身体的自我保护机制，通过特殊的"检查点"阻止免疫系统的攻击。检查点抑制药的作用就是打破这个阻碍，唤醒"沉睡"的免疫系统。②细胞免疫疗法：这种疗法通过从患者体内提取免疫细胞，经过特殊处理后再重新注入体内。这样处理过的免疫细胞能更准确地识别和攻击肿瘤细胞，从而增强治疗效果。③疫苗疗法：类似于传统疫苗，能够激发免疫系统产生对抗病毒或肿瘤的反应。其目的是让免疫系统永远"记住"并持续对抗异常细胞。

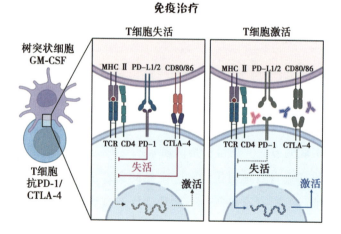

免疫治疗

免疫治疗三大优势：①不良反应更少。免疫治疗通常对正常细胞的损害较小。②适用性更广泛。免疫治疗对多种类型的癌症都可能有效，而不仅仅局限于特定的肿瘤类型。③疗效更持久。一旦激活免疫系统，它可能会持续保持对肿瘤细胞的攻击，从而提供较长时间的疾病控制。

专家有话说

放射治疗作为恶性肿瘤常用三大治疗手段之一，通过电离辐射杀灭肿瘤，既不神秘，也不可怕。历经百年发展，现代肿瘤放疗已经实现了三个精准：形状精准、剂量精准、生物精准，如同"巡航导弹"般精准制导，在最大限度杀灭肿瘤的同时，最大限度减轻了患者的不良反应。

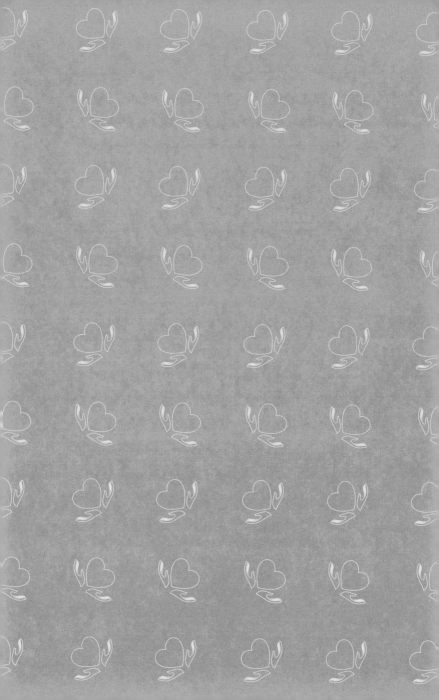

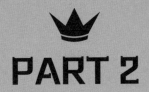

PART 2

知己知彼
放疗前准备

放射治疗作为恶性肿瘤常用三大治疗手段之一，通过电离辐射杀灭肿瘤，既不神秘，也不可怕。有备无患，百战不殆。

放疗前要做哪些准备工作

保持良好乐观的心态面对治疗，积极主动配合医护人员，做好治疗前的准备和治疗中不良反应的预防。头颈部患者接受放疗前要去除金属牙冠，拔除龋齿/残根，并在治疗时保持口腔卫生；胸部肿瘤和上腹部肿瘤患者按照医嘱做好呼吸训练；腹盆腔患者应按照医嘱做好治疗前肠道准备、膀胱准备。

放疗不能直接做吗？为什么还要做定位

实现精准放疗的第一步就是要准确定位。定位的目的是获取治疗体位下的肿瘤 CT 影像学资料，也就是说要通过定位来了解肿瘤具体的大小、位置、深浅等具体信息，便于后续医生设计放疗计划。而且，放疗开始后每一天的治疗都要重复最初定位时的体位，体位一致性越好，治疗的精确性越高。

乳腺癌放疗患者为何需 2 次定位

乳腺癌患者定位包括 X 线定位和电子线定位。一般行乳腺根治术后的患者做 25 次电子线治疗，保乳术后患者要进行整个乳腺 23 次 X 线治疗＋瘢痕区 7 次电子线治疗，所以保乳术后患者 23 次 X 线治疗后，一定要找大夫定位手画电子线治疗定位线。

放疗定位过程时间长吗？如何配合

定位时间根据患者病情、配合度以及放射野的不同而有所不同，一般在 15～20min。定位过程中患者要保持体位的相对固定，从而实现放疗位置的精准性。

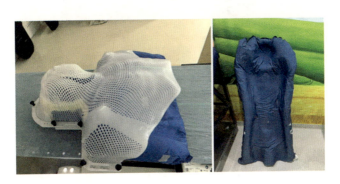

放疗定位时在患者身上画的线有什么用途

患者在进行放疗定位时，医生会用染料笔在患者的身体上画几道线。这些线条有什么作用呢？其实，这些线条是肿瘤病灶的定位线，对肿瘤的精准定位起着决定性作用。也就是说在放疗时要通过这些线条来找到肿瘤病灶的具体位置。所以，在放射治疗彻底结束前这些线条需要妥善保护，不能擦除。

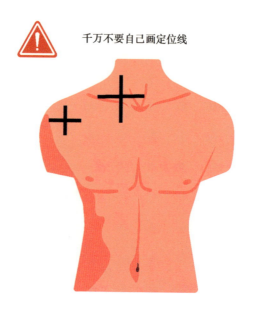

千万不要自己画定位线

放疗前定位时医生在患者身上画的标记相当于治疗的坐标，这是作为制订放疗计划、治疗摆位的重要参考，为了确保治疗的准确性，患者要注意保护标记；稍有模糊应及时找医生用专用墨水重新画，千万不要自作主张，自己或家属画，以免造成治疗部位不准确。

乳腺癌术后多久可以放疗

保乳术后，患者术后 4～6 周进行放疗；改良根治术后，患者一般先进行 8 周期化疗，术后 6 个月内进行放疗。

放疗是由医生完成的吗

放疗团队主要由放疗医生、物理师、技师、护士组成。在放疗整个过程中，他们各司其职，分别负责不同工作环节，分工合作，最终完成放射治疗。

发热还能做放疗吗

发热患者不可以做放疗。如果出现发热症状，表明机体的免疫系统存在异常，如果继续做放疗，很有可能会加重不良反应。所以发热期间，要先对发热的病因做出针对性治疗，之后再考虑做放疗，避免引发严重的后果。

放疗患者的模具和体位要求都是相同的吗

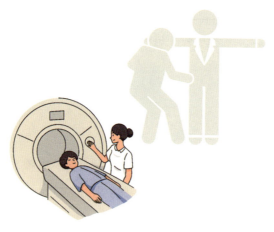

不同肿瘤放疗所采用的模具及体位不同，这也是决定放疗准确度的重要因素。在制作模具和摆位的过程中，患者积极的配合可以使体位重复性好，降低摆位误差，提高放疗精准度。患者应根据医技人员的要求做好充足准备，比如头颈部放疗患者，要剪短头发，甚至剃光头，避免头发厚度对模具的影响，穿低领单薄的上衣，尽量暴露颈部。

放疗定位后、等待治疗期间应注意什么

定位后，在等待治疗期间，患者要保持联系方式通畅，让医护人员能随时联系到；同时保持情绪稳定和充足的睡眠，加强营养；还可根据个人身体状况适当运动，但是注意不要把标记线擦掉。

放射治疗是每天要进行吗

放疗与化疗不同，化疗可以有几个周期甚至十几个周期，而放疗对于相同部位来说，短时间内只有 1 个周期，只是这个周期有点长，一般要持续 4～6 周，常规是每周一至周五每天放疗一次，周六、日休息。这种经典的放疗模式主要是由肿瘤的生物学特性决定的。

专家有话说

放疗的准备虽然复杂烦琐，但周密的部署准备胜过匆忙的战斗。放疗前任何思想疑虑和身体不适，都要及时告知医生护士，尽早处理，迎接精准放疗。

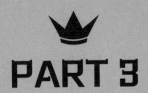

PART 3

有的放矢
放疗中注意事项

万事俱备，开始放疗吧，身体有任何不舒服一定要第一时间告诉医生、护士哟。

在患者放疗期间，家属应如何配合

家属应从患者生病开始学习，掌握一些简单的护理方法，取得患者的信任。家属要安排好患者每天的生活，让患者感到愉快、充实、轻松。家属可陪患者在家看书、看电视、听音乐、散步，充实患者的精神生活；也可在患者病情允许的情况下，鼓励患者做一些力所能及的家务，这样可大大改善患者的心境。

放疗过程中如何注意患者饮食

患者在放疗过程中，为了促进疾病的康复、减少并发症，需要注意营养，保持适宜的体重。①均衡营养，注意用好色、香、味，激发进餐兴趣，少量多餐，增加进食量。②选择合理的饮食形式：让患者进食高蛋白、高热量、高维生素、低脂肪、清淡、易消化的食物，增强患者抵抗力；多吃水果、蔬菜，多饮水，戒烟戒酒，勿吃辛辣刺激的食物。③适当进食含胶原蛋白的食物，预防放疗期间血细胞数降低。④出现放射性食管炎的患者，以细软、清淡的半流食为主，忌吃粗硬、油炸类食物，减少对食管黏膜的刺激。要鼓励多饮水，保持口腔清洁。⑤适当增加滋阴润肺、止咳化痰的食物，如梨、莲藕等。

放疗过程中饮食护理示意图

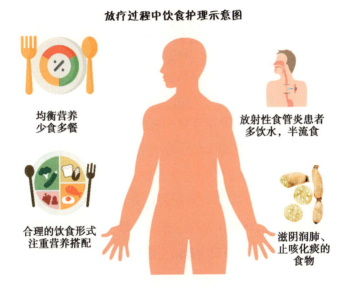

均衡营养
少食多餐

放射性食管炎患者
多饮水，半流食

合理的饮食形式
注重营养搭配

滋阴润肺、
止咳化痰的
食物

恶性肿瘤患者饮食原则是什么？

肿瘤患者在放疗期间，应当合理饮食，适当运动，尽量保持适宜和相对稳定的体重。在日常饮食上，应注意食物的选择多样化，适当多摄入富含蛋白质的食物，多吃蔬菜、水果和其他植物性食物，多吃富含矿物质和维生素的食物。肿瘤患者在放射治疗期和康复期，如果进食不足，经过一系列进食指导和措施改进后，仍不能达到身体需求，可尝试增加肠内营养补充或者静脉输入营养液。

恶性肿瘤患者日常饮水量多少为宜

肿瘤患者每天饮水量，包括饮水和食物中所含水，一般按每天 30～40ml/kg 给予。比如一个成年男性，体重为 70kg，每天饮水量为（30～40）×70＝2100～2800ml，并且观察患者每天的尿量，一般要维持在 1000～2000ml 为宜。有心、肺、肾等脏器功能障碍的患者，要特别注意防止液体摄入过多。

口服营养补充是什么

口服营养补充（oral nutritional supplements，ONS）是指"除了正常食物以外，经口摄入特殊医学用途（配方）食品以补充日常饮食的不足"。口服营养补充具有符合人体生理特点、方便、安全、经济、易于吸收且依从性较好等特点，既可以作为三餐以外的营养补充，也可作为人体唯一的营养来源满足机体需要。口服营养补充被多个指南和国内多项专家共识推荐为放疗患者首选的营养治疗方法。

经鼻插胃管 / 肠管和胃造口等方式是什么

经鼻插胃管 / 肠管和胃造口等方式统称为管饲途径，适用于胃肠消化吸收正常，但无法经口摄食或存在摄食不足情形的肿瘤患者，是肠内营养的首选途径。

管饲途径根据置管技术不同分为经鼻管饲和造瘘管饲。

管饲的几种途径各有什么优缺点

(1) 经鼻管饲：优点是可以无创置管、简单方便，置管操作本身对患者损伤较小；缺点是管道可能刺激鼻咽部、食管，引起疼痛、溃疡和出血，容易发生脱管、堵塞等并发症，不适合需要长期置管（≥4周）、头颈部放疗、放射性食管炎的患者。

(2) 造瘘管饲：不会对鼻咽部造成刺激、不容易脱管和堵管，但是因为置管过程为有创操作，一定程度上降低了患者的接受度。

管饲途径根据喂养管的尖端最终达到的位置分为经胃喂养（包括鼻胃管和胃造口管）和经肠喂养（包括鼻肠管和空肠造瘘管）。经胃喂养的优点是仍然可以利用胃的储存和消化功能，不容易发生腹泻、腹胀，可以采用推注的方式进行管喂；缺点是误吸的风险较大。而经肠喂养的优缺点刚好与经胃喂养相反。

如果放疗期间出现便秘怎么办

为了预防患者便秘，鼓励患者在放疗期间多进食富含纤维素的食物，如芹菜、油麦菜、白菜、黄瓜、西红柿、柚子、苹果、香蕉等蔬菜及水果；鼓励患者适当进食粗粮（如小米、燕麦等），代替精米、精面等；鼓励患者多饮水，或进食温热的水果汁；根据患者身体状况适当进行体育活动，增加肠道蠕动；如患者便秘严重时可遵医嘱使用缓泻药物，但须注意患者服药后的不良反应；避免患者进食易产气的食物，如牛奶、豆类、萝卜、可乐等碳酸饮料。

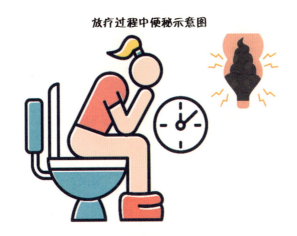

放疗过程中便秘示意图

放疗期间患者食欲缺乏应注意哪些问题

患者在放疗期间，根据放疗的部位不同，可能会出现食欲缺乏等问题，但是患者在治疗期间，需要保持相对稳定的体重，因此，注重营养非常必要。建议患者：①可以少食多餐，不拘泥于一日三餐；②进食时少饮水，以免过早产生饱腹感；③营造良好的进餐氛围，选择喜欢的餐具，注意食物的颜色搭配，促进食欲；④保持适当的体力活动来帮助增强饥饿感，如进餐前2小时出门散步；⑤随身携带一些高热量或高蛋白零食，感觉饿时随时进食；⑥如有进食障碍，及时联系医生获取专业指导。

患者及家属如何应对同步放、化疗时出现的恶心和呕吐

患者在同步放、化疗时，如果出现恶心呕吐等症状，在饮食上需要注意十个方面：①少食多餐，避免空腹或腹胀，避免太甜或太油腻的食物，食用酸味、咸味较强的食物，以减轻症状；②运动后，不要立即进食；③避免同时摄入冷、热食物；④饮料最好在吃饭前30～60分钟饮用；⑤在接受放射或化学治疗前2小时内，应避免进食。⑥远离有油烟味或异味的地方；⑦分散对疾病的注意力；⑧感到恶心时，让身体放松，并慢慢做深呼吸；⑨饭后可适度休息，但勿平躺，入睡时应选择侧卧姿势，以

免误吸；⑩如果症状比较严重，应及时与医护人员联系，遵医嘱应用药物缓解症状。

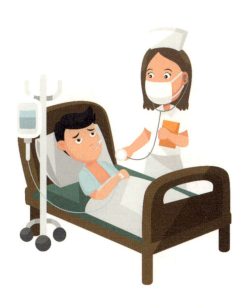

食管癌放疗早期，患者饮食注意什么

　　食管癌患者在放疗早期，患者大多数可正常饮食，但也有患者有吞咽不顺等问题，所以在饮食护理中应依据患者饮食喜好，以易消化、高蛋白、高热量、高维生素食物为主，促进营养物质吸收；注意肉类、果蔬均衡搭配，炖煮尽量软烂，以在视觉、味觉、嗅觉上均刺激患者食欲，增加饮食量。

食管癌放疗中，患者出现进食困难该怎么护理

在食管癌放疗中，患者出现进食缓慢、异物滞留感时，在饮食护理上应以流食为主，即将食物以搅拌机研磨成稀糊状，保证食物温度适宜；对于经口进食困难、经口进食无法满足营养需求者，实施鼻饲喂养，鼻饲喂养前后以温水进行食管冲洗，以缓解黏膜充血、水肿。

为什么食管癌患者在放疗期间要监测体重

食管癌患者在放疗过程中，由于食管黏膜充血、水肿，进食困难症状会逐渐加重，此时，需要监测患者体重，以便了解患者的营养状况。应为患者选择合理的进食方式，补充营养，增加抵抗力。

胃癌患者放疗期间的饮食护理该怎样做

胃癌患者在放疗期间，饮食上应注意三点：①鼓励患者选择高热量、高蛋白、高维生素、易消化的食物；少食多餐。②避免进食产气类食物（牛奶、豆类），忌辛辣、刺激性食物，多吃新鲜蔬菜水果及瘦肉等。③必要时给予患者促进食欲及止吐药物，加强患者营养状况。④指导患者治疗期间戒烟、戒酒。⑤必要时给予患者静脉营养。

原发性肝癌患者在放疗期间的饮食护理该怎样做

原发性肝癌有强大的消耗性，患者体质较差，多伴有食欲缺乏、体重下降、营养不良，饮食护理需要改善饮食，增加营养。所以，患者在放疗期间宜进食低盐、适当蛋白、易消化饮食，多进食新鲜蔬菜、水果、豆类、蛋类；禁止摄入刺激性食物、禁食霉变食物、少食烟熏或腌制食物，忌烟酒；如患者出现肝性脑病，须减少蛋白的摄入。

中枢神经系统肿瘤患者放疗期间饮食护理该怎么做

中枢神经系统肿瘤患者，在放疗期间，要加强营养，增强体质，弥补放疗对身体造成的不利影响。改变不良饮食习惯，戒烟酒、忌食辛辣刺激食物，进食清淡、可口、易消化，富含粗纤维、蛋白质、维生素的半流质或流质饮食，预防便秘，以避免用力排便导致颅内压增高。动态监测营养状况，根据结果采取对症处理。控制饮水（1500～2000ml），以免造成脑水肿。

放疗期间可以运动吗

在患者放疗期间，鼓励患者在体力允许的情况下适当进行体育运动，如户外慢走、快走、慢跑、游泳等。需要注意的是，每次运动时一定要缓缓进行，循序渐进，千万不可剧烈运动，注意劳逸结合。

肺癌患者放疗期间如何休息与活动

肺癌患者在放疗期间要注意休息，劳逸结合。①当患者的白细胞减少时，应避免到人群聚集区，保证适宜的温湿度，室内定时开窗通风，保持空气新鲜，随气温变化增减衣服，注意保暖，避免发生上呼吸道感染；②在身体状况允许的前提下，做一些力所能及的活动，运动量以不感觉疲乏为度，每日坚持进行，多做深呼吸，锻炼心肺功能；③可适当听轻音乐，保持乐观开朗的心态；④避免紧张激动，合理安排作息，提高生活质量。

放疗过程中出现不良反应，可以暂停放疗吗

放疗过程中可能会出现一些不良反应，医生会根据不良反应的种类和程度，给予患者不同的处理措施。大部分不良反应在对症处理后，可以继续治疗；严重的不良反应，如果需要暂停放疗，医生通知患者并及时处理这些不良反应，因此患者和家属不要轻易自行中断治疗，这样会降低治疗效果。只

有按期接受足量放射剂量，临床疗效才能保证。

放射性皮炎是怎么回事？相关因素是什么？如何预防

放射性皮炎是由放射线照射引起的皮肤黏膜炎症性损害。表现为放疗野感觉异常，如疼痛感、火烧感或感觉迟钝、皮肤红斑、脱屑、溃疡坏死。

放射性皮炎的发生，可能与如下因素相关，根据这些因素的特点，可以分为以下两类：①内在影响因素，包括营养状况差、合并糖尿病和自身免疫性疾病、吸烟史、肥胖、治疗区域皮肤褶皱多、潮湿多汗；②外在影响因素，包括放射治疗的总剂量较大、放射治疗区域较大及存在重叠区域、同步化疗等因素。

每位患者因为放射治疗的剂量、个人因素等不同，是否发生放射性皮炎以及放射性皮炎的程度都不尽相同，根据国际指南，将放射性皮炎分为5级：①0级：无变化；②1级：滤泡样暗红色红斑/脱发/干性脱皮/出汗减少；③2级：触痛性或鲜红色红斑，片状湿性脱皮/中度水肿；④3级：皮肤皱褶以外部位的融合性湿性脱皮，凹陷性水肿；⑤4级：溃疡、出血、坏死。

放疗期间建议患者穿低领、全棉、柔软、宽松舒适的开口衣物，减少衣物摩擦。注意保持照射处皮肤的清洁，照射野处皮肤不宜用肥皂、粗糙毛巾擦洗，可以用温水和柔软毛巾轻轻拍洗。保持照射野皮肤的清洁干燥，特别是多汗区皮肤如腋窝、腹股沟、外阴等处；避免冷热刺激，禁止热敷及使用冰袋，外出时注意防晒。

放疗前后可以在照射区皮肤使用皮肤保护剂，局部皮肤禁用刺激性消毒剂，局部禁止粘贴胶布。如出现照射野皮肤瘙痒不适，不要用手抓挠摩擦，可用手轻轻拍打局部。注意保护照射野标记线清晰、完整，每次洗澡前后注意检查，如有模糊要找医务人员用专用记号笔重新描画。放疗后注意保护照射野皮肤至少1个月以上。

照射野皮肤异常图

正常皮肤　皮肤变色　干燥、脱皮　湿性脱皮　皮肤溃疡　组织坏死
　　　　　　　　　　瘙痒

疼痛是怎么回事

世界卫生组织把疼痛定义为：一种与实际或潜在组织损伤相关，包括感觉、情感、认知和社会成分的体验。

肿瘤患者中，疼痛的发生率高吗

癌症疼痛（简称癌痛）是恶性疾病最常见和最令人痛苦的症状之一，初诊癌症患者疼痛发生率约25%，晚期患者可达60%~80%，其中1/3的患者为重度疼痛。

疼痛对肿瘤患者有哪些影响

癌痛对患者的生活质量影响很大，除了躯体不适，会限制患者的活动，导致患者食欲缺乏，还会给患者和家人带来极大的心理压力，影响患者睡眠，消耗体能，影响心情，导致患者抑郁恐惧，影响其人际交往。疼痛严重的，可能会影响患者是否能完成治疗，影响治疗效果。因此癌症患者如果有疼痛，需要及时向医护人员报告，及时处理。

肿瘤患者应如何向医护人员报告疼痛

癌性疼痛是由恶性肿瘤疾病或治疗引起的疼痛。在向医护人员报告时，应该说出疼痛的部位、性质、程度、发生及持续的时间，疼痛的诱发因素、伴随症状、既往史及患者的心理反应等问题。

在疼痛程度上，可以使用数字评分量表，将疼痛程度用 0～10 共 11 个数字表示，0 代表无痛，10 代表最剧烈的疼痛，数字越大，疼痛程度越重。

癌痛能控制住吗

癌痛的治疗方式有多种，手术、化疗、放疗等方法是针对肿瘤病因的治疗，可以使肿瘤体积缩小，减轻疼痛；镇痛药物治疗，是癌痛治疗的主要方法。世界卫生组织推荐按照三阶梯止痛治疗原则，可使90% 以上的患者达到满意的镇痛效果；还有其他许多种治疗癌痛的方法，针灸、理疗、神经电刺激、神经外科手术以及精神心理疗法、中西医结合疗法等，因此患者如果有疼痛，一定要及时与医护人员联系，无须忍痛。

口服镇痛药的优点有哪些

口服给药是镇痛主要的给药途径，具有简单、经济、方便、易于接受等优点，并且药物吸收稳定，不受外部条件（气候、体温）的影响，而且不影响生活质量，更易于调整剂量，更有自主性，还具有不易成瘾、不易耐药等优点。

长期服用阿片类镇痛药是否会"成瘾"

大量国内外临床实践表明，癌症患者规范使用阿片类药物镇痛，成瘾者极其罕见。合理、规范地使用阿片类控缓释制剂，可以有效避免瞬间血药浓度的上升从而减少成瘾的的发生，请放心按医嘱用药。

镇痛药只有在疼的时候才吃，不疼的时候不用吃，这样可以省钱

对于癌痛患者来说，不规范应用镇痛药，疼痛就是恶性循环，这样反而会使用药量不断增加，也不符合世界卫生组织的三阶梯镇痛治疗原则，不仅不能省钱，还不利于疼痛的完全缓解，增加患者的痛苦，甚至会导致患者和家属降低对医生、药物的信心。所以，癌症患者一定不能只有在疼的时候才吃镇痛药，不疼的时候不吃，应该按医嘱规律地按时服用镇痛药。

对于癌痛的患者来说，镇痛药物剂量越大，是不是说明病情越重

事实上，疼痛是一种"主观"感受，不同人之间具有显著的差异；不同人之间，即便是相同的疼痛强度所需要的镇痛药剂量也不一定相同。有些患者需要高剂量的吗啡才能控制疼痛；因此，吗啡剂量的大小，不能反映病情的严重程度。

肿瘤患者是否容易出现睡眠障碍

睡眠障碍是肿瘤患者常见的症状，癌症住院患者的睡眠障碍发生率高达 79.70%，常见的睡眠障碍包括入睡困难、夜间易醒、早醒及睡眠效率低等。睡眠障碍可在肿瘤治疗前、治疗中及治疗后出现，并可持续存在，接受过化疗或放疗的患者更易出现睡眠障碍。

肿瘤患者出现睡眠障碍有哪些危害

睡眠障碍会给肿瘤患者造成一系列负面影响，如影响日常功能和精神状态、机体免疫力和认知水平，甚至影响治疗效果和预后，降低肿瘤患者的生命质量。我们应对肿瘤患者的睡眠质量进行常规评估，并寻找相关危险因素，对高危患者进行适当的预防或干预，减轻肿瘤患者睡眠障碍的程度，降低睡眠障碍的发生率，提高肿瘤患者的生命质量。

放疗期间为什么要定期检测血常规

接受放射治疗的患者，有可能会导致骨髓抑制，表现为白细胞下降、血小板减少，对机体免疫功能造成一定影响，容易引起感染或出血，因此应密切观察血常规变化。

白细胞减少，患者可能表现为容易头晕、低热、乏力、食欲缺乏、失眠等非特异表现。容易引起感染性疾病，如急性呼吸道感染、泌尿系统感染等。甚至会出现败血症、脓毒血症等致命性疾病。白细胞减少还容易出现口腔溃疡及皮肤癣菌等。

肺癌患者如何进行肺部功能锻炼

肺癌患者在放疗开始前，可以练习腹式缩唇呼吸及有效咳嗽排痰。腹式缩唇呼吸建议每天4组，每组30次。具体做法注意以下几点。①放松上胸部、肩部、颈部，双膝屈起，一手放在胸骨柄上限制胸部运动，另一手放在脐部以感觉腹部起伏。②用鼻子缓慢深吸气，吸气的同时使腹部鼓起，最大限度地向外扩张腹部，胸部保持不动。③屏住呼吸3秒，像吹口哨那样把嘴唇缩起，保持缩唇的姿势缓慢呼气，呼气的同时腹部内陷，尽量将气呼出。④有效咳嗽排痰的方法：每次腹式缩唇呼吸后，缓慢深吸

一口气，用腹部的力量进行哈气，较快速的发出
"哈"的声音，将痰液有效排出。

放射性肺炎是怎么回事？怎样预防和处理

　　放射性肺炎是因接受放射治疗而引起的肺部炎症，为放射性肺损伤的早期阶段。放射性肺炎是胸部肿瘤放疗，特别是肺癌放疗最常见的并发症之一，常导致放疗中断，延误治疗，严重者可危及生命。

　　放射性肺炎的发生，与很多因素有关，总的来看，可以汇总以下两个方面。

　　①个人因素：高龄、吸烟、营养不良、合并糖尿病、肺部疾病（如慢性支气管炎、慢性阻塞肺气肿）是放射性肺炎的危险因素。女性的肺体积相对较小，放射性肺炎的发生率高于男性。②治疗因素：放疗技术、受照射部位、受照射肺的容积、分割方式、分割次数、合并化疗及免疫治疗等均会影响放射性肺炎的发生情况。

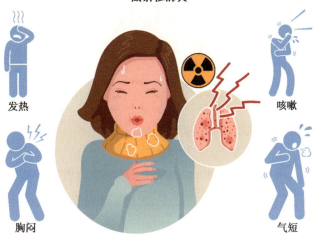

放射性肺炎

发热

胸闷

咳嗽

气短

　　预防放射性肺炎，患者可从以下三方面做起。①保持床单清洁干燥，保持室内空气流通，温度控制在 18～20℃，湿度以 60%～65% 最佳。②戒烟戒酒，保持个人卫生，定时更换衣物。③注意保暖，避免受凉感冒。

　　出现放射性肺炎的处理方法：患者一旦出现放射性肺炎，及时向医护人员汇报，注意观察呼吸频率、节律及深浅度，注意咳嗽、咳痰等症状。痰液不易咳出者，可适当应用止咳化痰药物，辅助雾化拍背等促进排痰，患者进行有效咳嗽，预防肺不张；定时监测体温，轻度发热时，给予物理降温，重者可遵医嘱应用抗生素等药物治疗。穿宽松衣裤利于呼吸运动；饮食须进食高蛋白高维生素食物，提高患者的抵抗力。

放射性食管炎是怎么回事？饮食和用药应该注意些什么

放射性食管炎指照射野内的正常食管在射线照射后出现充血、水肿、黏膜上皮细胞变性、坏死，继而发生的无菌性炎症反应，是肺癌、食管癌等胸部恶性肿瘤在放射治疗中的常见并发症之一。放射性食管炎常导致患者进食困难、营养不良，严重影响患者的治疗依从性及临床治疗效果。

饮食和用药应该注意：①饮食。患者在放疗期间，应注意进食高热量、高优质蛋白、高维生素及低脂肪清淡食物，避免进食辛辣、粗糙、过冷、过热或过硬的食物，以软食为主，细嚼慢咽。提高膳食中的蛋白质含量，降低碳水化合物的比例，足量摄入蔬菜、水果及其他植物性食物。进食后保持坐位 1～2h，防止发生反流性食管炎。每次进食后饮100ml 左右的温开水冲洗食管，防止食物残渣潴留，减轻对食管黏膜的刺激。②用药。食管癌患者在患有放射性食管炎后，应遵医嘱服用黏膜保护剂等药物，患者在服用镇痛药等混合液时，要将混合液含在口中，5min后去枕平卧于床上，分次慢慢咽下，使药物与黏膜表面有较长时间接触，有利于药物发挥作用进行止痛。

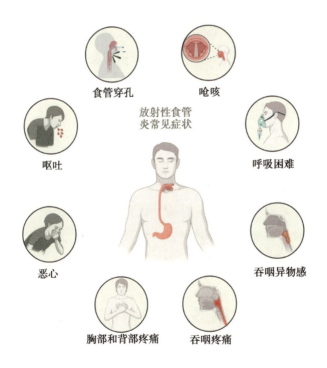

食管穿孔　　呛咳

放射性食管炎常见症状

呕吐　　呼吸困难

恶心　　吞咽异物感

胸部和背部疼痛　　吞咽疼痛

放疗过程中放射性心脏损伤是怎么回事

放射性心脏损伤是放疗后一系列心血管并发症的统称，主要包括无症状心肌缺血（隐匿性冠心病）、心律失常、心包炎、心绞痛、心肌梗死、缺血性心力衰竭，甚至猝死。其潜伏期长，要引起足够重视。心脏受照射体积和照射剂量是最重要的影响因素，吸烟、高血压、血脂异常、肥胖、糖尿病等是高危因素，联合化疗可能会增加心脏损伤发生概率。

放疗过程中如何预防骨髓抑制

放疗期间，患者须遵医嘱定期（每周）复查血常规；注意保暖，预防感冒；适当运动，增强抵抗力；进食高蛋白类食物，可适量进食大枣、枸杞子等补气血的食物；嘱患者少去人群聚集的地方，外出时佩戴口罩，避免交叉感染。

放疗过程中如出现骨髓抑制该怎么办

患者如果在放疗中出现骨髓抑制的情况，根据程度不同，处理措施也有差别。如白细胞在 $3.0 \times 10^9/L$ 及以下，应遵医嘱继续观察或给予升白细胞药物治疗；如血小板减低，应遵医嘱观察或给予升血小板药物，减少活动，预防跌倒、磕碰，保持情绪稳定。保持大便通畅，避免情绪激动，避免用力及碰撞发生内出血。必要时采取保护性隔离。

什么是放射性膀胱炎？如何预防

放射性膀胱炎是放射治疗后膀胱局部遭受放射性损伤导致的，大多表现为以尿急、尿频、排尿困难为主要症状，某些患者可同时伴有血尿。这些症状常在患者未意识到的情况下发生，且易反复发作、持续时间长，患者常感觉不到疼痛，但一些患者也会因为感染而在小便时感到疼痛，严重的时候会导致尿液潴留在膀胱内，无法排出；有时还会出现明显下腹坠胀疼痛，常以下腹耻骨上区触痛为主，临床上也常伴有发热等症状。

预防放射性膀胱炎，患者在治疗期间保持会阴部清洁，尽量穿纯棉内裤，每日更换内裤，不要穿过紧的衣物；在饮食上应补充蛋白质，提高机体免疫力，多饮水，及时排尿；注意保持良好生活习惯，适度的运动，保证充足的休息和睡眠；在治疗期间要注意观察尿液的性状和颜色，若发现血尿，应及时告知医护人员。

直肠癌患者在放疗中如何保护皮肤

直肠癌患者会阴部及骶尾部皮肤较薄，易出现放射性皮肤损伤，在放疗期间，患者应注意保护照射野内的皮肤，避免长期受压、潮湿、摩擦、化学制剂刺激等，应穿宽松柔软棉质内衣，保持会阴部、肛门的清洁，便后及时清洗。禁止剃照射野区域毛发，禁止使用香水、浴液、肥皂等刺激性强的化学制剂，照射野内不可贴胶布，睡眠时患者取侧卧位。保持床单位清洁、干燥、无渣屑、无皱褶。如皮肤瘙痒，可涂抹痱子粉止痒，不可用手抓挠，可轻轻拍打、按压止痒。如有脱屑，不可用手抓撕，以免损伤皮肤，影响放疗。

放射性直肠炎的治疗方法有哪些

患者一旦出现了放射性直肠炎，根据病情的轻

预防和治疗放射性直肠损伤的方法

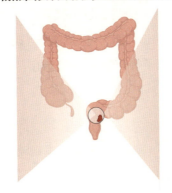

预防

 患者教育

放疗技术改进
- 3D–CRT
- IMRT
- Proton
- Heavy ion
- IGRT

物理防护措施
- 将透明质酸和胶原蛋白注入盆周脂肪
- 插入充气球囊导管到直肠，以保持适当的容积
- 降低对直肠壁的辐射剂量

药物预防
- 氨磷汀
- 米索前列素
- 氨基水杨酸类药物
- 硫糖铝
- 草药和传统中医药（中药）
- 益生菌
- 透明质酸

治疗

 一般治疗

全身药物治疗
- 益生菌
- 抗生素
- 非甾体抗炎药
- 糖皮质激素
- 传统中医药（中药）

 局部药物治疗
- 硫糖铝灌肠
- 抗氧化剂
- 丁酸酯/短链脂肪酸
- GM-CSF灌肠
- 传统中医药（中药）
- 其他药物

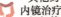 内镜治疗
- 氩气等离子凝固
- 双极电凝和加热探头
- 激光治疗
- 射频消融术
- 直肠环扎术
- 气囊扩张

 高压氧舱治疗

粪便微生物菌群移植

 外科手术干预

重选择不同的治疗方案，包括饮食调整、营养治疗、药物治疗（抗炎类药物、抗生素、益生菌、抗氧化剂、止泻药、生长抑素）、保留灌肠（硫糖铝、凝血酶、表皮生长因子等药物）、内镜治疗、高压氧治疗、手术治疗。

患者如果出现了放射性直肠炎，在饮食上应注意哪些

患者如果出现了放射性直肠炎，在饮食上须注意进食低脂肪、高热量及高蛋白食物，应限制乳糖（如奶油）和高纤维食物（粗粮、蔬菜、水果）摄入，低纤维素饮食可以改善放疗引起的腹泻症状，也可避免坚硬粪便反复摩擦受损直肠黏膜，造成疼痛出血。低脂饮食会减轻肠道不适症状。高蛋白、高热量饮食可以逆转营养不良，提供必要的热量。限制乳糖摄入，对于放射性直肠炎患者，尤其是合并乳糖不耐受的患者，可以减轻腹泻等症状。

进行后装治疗的妇科肿瘤患者要注意什么

　　进行后装治疗的妇科肿瘤患者，日常须注意保持会阴部清洁，局部每日使用温水清洁，避免使用肥皂、沐浴露等刺激性清洁用品；穿柔软、棉质、宽松的裤子，不穿紧身裤，在家时少穿内裤；后装治疗期间禁止性生活，治疗结束后半年内避免性生活，之后可咨询医生；在体位上，尽量保持平卧位的开腿、双腿外展姿势，让会阴部干燥。后装当天不做阴道冲洗；在日常生活中，可以适当运动，但不要做腿部摩擦较大的运动，如长时间散步、跑步等。身体无不适时，可以轻轻按摩腿部，促进淋巴回流，如有皮肤破损或水肿，请咨询医生处理。

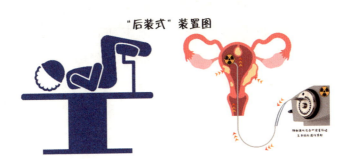

"后装式"装置图

进行后装治疗的妇科肿瘤患者如何进行自我观察

进行后装治疗的妇科肿瘤患者，在每次后装治疗后，需要在休息区休息 10～20min，没有身体不适才能离开治疗区。部分患者在后装治疗后可能会有少许阴道流血，少量出血是正常情况，无须特别处理，要及时更换卫生巾和裤子，保持会阴部清洁干净；患者在后装治疗后如有轻微腰酸和腹痛也属正常情况，但如有明显不舒适则要及时就诊；后装放疗后患者身上是不带放射源的，没有辐射，可以正常生活。

Kegel 训练怎么做

Kegel 训练，是 1948 年由美国妇产科医生 Arnold Kegel 首次提出的，当时主要是用来治疗女性尿失禁的。Kegel 练习，可在站立、坐位、躺着时进行，每次缩紧肛门的动作持续 5～10s，然后放松，一般连续做 15～30min，注意训练前排空膀胱。仰卧时：双膝分开约 45°，抬起臀部，收缩肛门 5～10s，重复以上动作。坐位时：自然放松坐在椅子上，双膝微微分开，上身稍前倾，双手放在大腿旁；收缩肛门，感觉盆底肌上抬离开椅面，维持5～10s，重复以上动作。站立时：双腿微微分开与双肩垂直，收紧会阴部肌肉，维持5～10s，然后放松，重复以上这动作。

Valsalva 屏气排尿法如何做

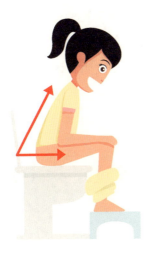

1.首先，深吸一口气，然后屏住呼吸，即闭紧声门，不让气体呼出。

2.接下来，用力呼气，但仍然保持声门闭紧，不让气真正呼出，用力将腹压传到膀胱、直肠和骨盆底部，向下做排便动作帮助排出尿液。

3.禁忌证：括约肌反射亢进；逼尿肌括约肌失协调；膀胱出口梗阻；膀胱-输尿管反流；颅内高压；尿道异常；患心律失常或心功能不全不适合行屏气动作者。

　　Valsalva 屏气排尿法可增加腹压，通过增加的腹部压力压迫膀胱方法排尿，患者取坐位，身体前倾，屏气呼吸，增加腹压，向下用力做排便动作帮助排出尿液，增加膀胱及骨盆底部压力，促进尿液排出，缓解排尿困难。

外阴癌放疗过程中如何进行皮肤护理

放疗过程中尽量保持放射野皮肤干燥，可用无菌生理盐水、温水定期冲洗，自然晾干，但清洁忌用肥皂、热水等；穿柔软宽松的棉质外裤，尽量避免摩擦；放疗期间要定期检查放射野皮肤情况。每日放疗前后可遵医嘱喷涂重组人表皮生长因子，伴有细菌感染或真菌感染者，可在大小便后加用抗生素或抗真菌乳膏涂抹。

外阴癌患者在后装治疗过程中如何与医生配合

外阴癌患者在后装治疗过程中，可采用腹式呼吸，降低全身紧张性和焦虑程度，以便治疗顺利进行。治疗过程中患者取截石位，放松全身，不要大幅度移动位置或向下用力，避免使施源器脱出，影响疗效。可以采用转移注意力或回想开心的往事等方法，缓解紧张。

子宫颈癌放疗什么时候可以开始阴道冲洗

阴道冲洗既可以清除坏死脱落的肿瘤组织，预防感染，还能促进局部血液循环，避免阴道粘连，加速炎症消除，减轻了患者的不适感，又同时提高放疗敏感度，预防盆腔腹膜炎，让治疗事半功倍。

子宫颈癌根治术后放疗的第 3 周、第 4 周可开始阴道冲洗。

子宫颈癌患者放疗做阴道冲洗的次数如何要求

建议患者每日常规冲洗 1 次，脓性分泌物和异物多的患者，可每日冲洗 2 次。在治疗后 6 个月内的患者建议做到每天坚持冲洗 1 次，6 个月后可改为每 2 天冲洗 1 次，坚持 2 年以上。

子宫颈癌患者放疗期间阴道冲洗液的温度有什么要求

冲洗液的温度要在39～42℃，与体温相近，不会对阴道产生过大的刺激。冲洗时动作要缓慢轻柔，压力不可过高，冲洗器要定期更换或消毒。

子宫颈癌患者放疗阴道冲洗顺序有要求吗

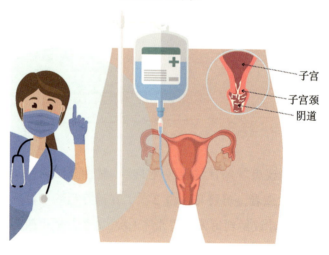

冲洗顺序示意图

子宫
子宫颈
阴道

灌洗袋高度60~70cm，先用灌洗液冲洗外阴，然后将冲洗头插入阴道，为了冲洗干净、彻底，轻轻旋转窥阴器，特别注意穹窿部及阴道皱襞处，充分冲洗阴道壁各部分。一边冲洗一边把冲洗器往后退，当冲洗液剩下100ml时，抽出冲洗头，再次冲洗外阴部。这样才能充分将阴道内的异物清洗出来。

子宫颈癌患者放疗后为何要进行阴道扩张呢

①放疗可导致阴道黏膜的放射反应，若不及时行阴道扩张、冲洗容易导致阴道纤维化、挛缩狭窄，导致治疗后同房疼痛，性生活困难。②放疗可导致溃疡性阴道炎，若不及时行阴道冲洗、扩张，可导致阴道粘连，严重者导致阴道闭锁，造成患者治疗后复查困难。

子宫颈癌患者放疗后该如何进行阴道扩张冲洗

①阴道冲洗干净后，进行阴道扩张，手持冲洗

器后端手柄，适度用力使冲洗头在阴道内张开至个人可接受程度，持续 3～5min。②旋转冲洗头，使冲洗头在阴道内多个方向张开，扩张阴道，每个方向持续 3～5min。③如感到阴道干涩疼痛，可用适量清水润滑，必要时可采用石蜡油润滑。④冲洗后用棉质毛巾轻轻沾干外阴皮肤，冲洗器包装后弃置处理。

阴道扩张冲洗示意图

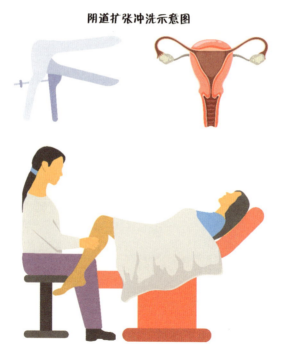

子宫颈癌患者放疗期间阴道扩张冲洗有哪些注意事项

子宫颈癌患者放疗期间阴道扩张冲洗的方法：每日用 1∶5000 高锰酸钾溶液冲洗 1~2 次；大出血者禁冲洗。冲洗时动作要轻柔，冲洗压力不宜过高，温度要适宜，严格执行消毒隔离制度及无菌技术，防止交叉感染。具体操作注意六点。①消除恐惧紧张心理：告知患者阴道冲洗扩张的必要性，调节紧张焦虑的情绪。②保持正确的体位：排尿后取膀胱结石位。③选择合适的扩阴器。④动作轻柔，冲洗压力不宜过高，温度要适宜。⑤严格执行消毒隔离制度及无菌技术，防止交叉感染。⑥大出血患者严禁冲洗。

子宫颈癌患者在外照射期间，注意什么

①每日冲洗阴道 1 次，直至放疗后 6 个月以上，可改为每周冲洗 2~3 次，坚持 2~3 年；②遵医嘱定期检查血常规，如有异常，及时与医护人员联系。③注意并发症的症状，如放射性直肠炎大便异常，如放射性膀胱炎尿频或血尿等。出现异常及时就诊

或与医护人员联系。④保护照射区皮肤，保持清洁和干燥，避免局部刺激和擦伤。

子宫颈癌患者在接受腔内治疗时要注意什么

子宫颈癌患者在接受腔内治疗时要注意四点。①患者要在治疗当天排空直肠。②患者在治疗结束后，无不适感觉后方可离院，应注意观察自己的排尿情况及有无出血。如排尿困难超过 4 小时或阴道流血，应及时通知主管医生；③治疗后 6 个月内根据情况坚持每日阴道冲洗 1 次，之后可改为每周 2~3 次，坚持 2 年，预防阴道狭窄、粘连的发生。6 个月内创面未愈合前应避免性生活。④患者需要在治疗期间，多饮水、少食多餐，如胃肠道反应严重可补充液体，下腹痛、体温高应及时通知医生进行处理。

子宫颈癌阴道冲洗常用冲洗液有哪些? 如何选择不同的冲洗液、应用时机

常用的阴道冲洗液有以下几种。①一般来说可

使用温开水按 1∶5000 稀释的高锰酸钾溶液；②洁尔阴按 1∶10 的比例稀释成 1000ml 左右的冲洗液；③0.2% 的碘伏溶液、复方黄松洗剂等都可用于放疗后阴道冲洗；④若是合并霉菌感染可用 2% 的碳酸氢钠溶液；⑤建议患者根据自身的需求和医生的建议选择适合的冲洗液。

非一次性冲洗器使用方法示意

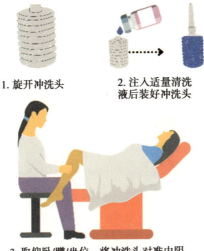

1. 旋开冲洗头

2. 注入适量清洗液后装好冲洗头

3. 取仰卧/蹲/坐位，将冲洗头对准内阴，挤压冲洗头进行冲洗

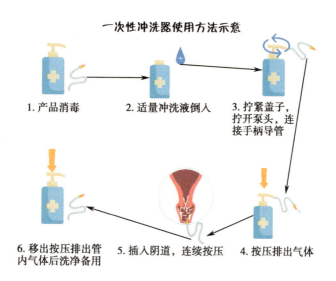

一次性冲洗器使用方法示意

1.产品消毒　　　　2.适量冲洗液倒入　　3.拧紧盖子，
　　　　　　　　　　　　　　　　　　　　拧开泵头，连
　　　　　　　　　　　　　　　　　　　　接手柄导管

6.移出按压排出管　5.插入阴道，连续按压　4.按压排出气体
　内气体后洗净备用

胰腺癌患者放疗期间发生十二指肠溃疡该注意什么

　　胰腺癌患者在放疗期间，如果出现十二指肠溃疡，在饮食上应注意进食低脂、易消化、弱碱性食物，并且遵医嘱应用抑酸、胃黏膜保护药物；如果出现腹痛症状时应警惕出现溃疡穿孔，严格按照医嘱禁食禁水，不要自行进食；如果出现呕血、柏油样便时，考虑可能为消化道出血，及时与医护人

员联系，患者要绝对卧床，禁食禁水，医护人员会给予患者持续胃肠减压，补液、止血、抑酸等治疗措施。

前列腺癌放疗期间应该如何关注尿液情况

前列腺癌患者在放疗期间，应注意观察自身排尿情况及尿液变化，当有尿液颜色性状发生改变时如出现血尿或尿中带泡沫，尿量改变、尿液异味、尿频、尿急、尿痛、尿失禁、排尿困难、夜尿增多等异常表现时，请及时告知医护人员。

前列腺癌放疗期间会出现哪些不良反应

放射线在杀灭肿瘤细胞的同时，会不可避免地对正常组织产生不同程度的损伤，从而产生相关不良反应。前列腺癌放疗常见不良反应是骨髓抑制、放射性膀胱炎、放射性直肠炎。此外，放疗还可引起下肢及阴囊水肿表现及性功能障碍等。

如何预防放射性膀胱炎

放射性膀胱炎是腹部放疗常见的并发症之一，为了预防放射性膀胱炎的发生，需注意三个方面。①放疗前严格按照医嘱要求进行膀胱容量管控（憋尿训练）；②减少局部压迫：避免长时间骑自行车，摩托车或开汽车，避免久坐，减少压迫；③盆底肌训练：盆底肌肉训练是有意识地收缩肛门及盆底肌肉，促进创面炎症水肿吸收，从而达到控制排尿的目的，主要方法为 Kegel 练习。

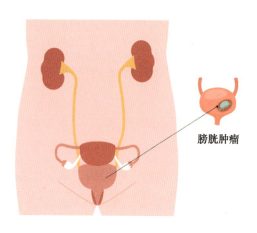

膀胱肿瘤

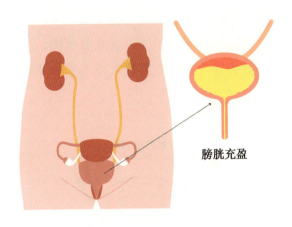

膀胱充盈

膀胱癌及前列腺癌放疗患者要如何配合医护人员

膀胱癌及前列腺癌患者在放疗期间，要从5个方面配合治疗。

①按医嘱饮水，进行膀胱管控训练。放疗前，排空小便后开始饮水500～1000ml（20min以内为最佳），当自我感觉有尿意后进行10～15min憋尿（留置尿管患者可每小时夹闭尿管一次进行憋尿训练）；②每次放疗时，患者应保持体位与定位时一致；③患者应保持体表标记清晰。标记不清晰

时，不要自行描画，应及时找医生补画；④放疗期间，尽量保持体重恒定；⑤在放疗中，应注意保护固定装置，如有破损或大小不适合及时告知医生。

膀胱肿瘤示意

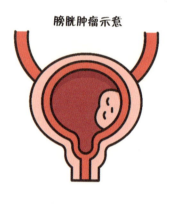

前列腺肿瘤示意

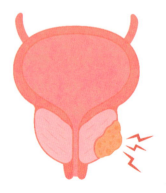

膀胱癌放疗期间会出现哪些不良反应

膀胱癌在放疗期间，有可能出现的不良反应包括放射性膀胱炎、放射性直肠炎、小肠炎、骨髓抑制及性功能障碍等。总发生率为 20%～60%。

躯干 / 四肢软组织肉瘤放疗摆放体位时患者要如何配合

在放疗中，医务人员会采用真空垫、发泡胶或其他体位固定装置，避免靶区部位各方向的位移及旋转，同时，还要注意保护患者的正常组织器官或患侧肢体，以利于放射野设置。因此，患者的患侧病变部位或肢体应尽量采取自然体位，以固定良好、重复性好为原则。

四肢软组织肉瘤放疗期间患者如何康复锻炼

四肢软组织肉瘤放疗期间，患者康复锻炼一般主要进行关节活动训练和肌力训练，其强度及频次要根据患者手术部位、自身耐受程度及综合治疗方案而定。下肢保肢术后患者除上述训练外，还应进行行走训练；上肢保肢术后患者可适当开展主动和被动活动训练。具体训练内容、强度，应由康复医师结合患者情况确定。

中枢神经系统肿瘤放疗期间，患者应如何保护眼睛、耳朵

　　中枢神经系统肿瘤患者放疗期间，如果眼部分泌物多，可以给予生理盐水冲洗并涂眼膏；有复视者应配戴眼罩，两眼交替使用；视力障碍者避免单独行动，注意安全；发生中耳炎的患者要保持外耳道清洁干燥，在游泳、洗澡时避免耳部进水；不把棉签等伸进耳内；耳部疼痛一侧不使用耳塞。

中枢神经系统肿瘤患者癫痫先兆发作时，应如何照护

　　当中枢神经系统肿瘤患者癫痫先兆发作时，首先要注意安全管理：将患者尽量安置在单人间，保

持房间安静，避免强光及高分贝噪声刺激；床旁加护栏，必要时使用约束带保护；床桌上禁止放置热水瓶、玻璃杯等危险物品；对有癫痫发作史的患者，照护者 24 小时陪护，不可让其单独外出。患者居家期间，照护者要密切观察癫痫先兆症状，及时拨打 120 及时就诊。

患者癫痫发作时，应如何照护

当中枢神经系统肿瘤患者癫痫发作时，首先要保持患者呼吸道通畅，就地施救，发作停止前勿搬动患者；保持患者平卧位，头偏向一侧，取下活动假牙，清除口腔和鼻腔分泌物；解开衣领、腰带；有条件的吸氧气；迅速拨打急救电话；发作时忌用力按压患者抽搐肢体，以防骨折；用棉垫或软垫对跌倒时易擦伤的关节加以保护；发作期间须专人看护；记录患者发作的类型、频率、起始和持续时间，在医护人员到达后，告知相关信息；在日常生活中，要重视给予患者心理护理，积极鼓励患者配合治疗。

中枢神经系统肿瘤患者放疗期间如何预防或减少脱发

一般放疗患者在治疗 2 周左右出现脱发，放疗后 2～3 个月头发再生。头发若重新长出，较之前卷曲或灰白。放疗前可剪短头发；使用温和的洗发水，避免使用卷发棒、吹风机、卷发器、发带和发夹；避免使用发胶、染发剂和其他化学品；脱发后可佩戴假发或围巾。

中枢神经系统肿瘤患者放疗期间头痛加重，怎么办

放疗可引起急性（2 周内）和亚急性（1～6 个月后）放射性脑病，表现为新发头痛或头痛恶化、局灶性神经系统症状和体征、恶心和呕吐。①头部放疗照射期间头痛轻微短暂者，可使用对乙酰氨基酚止痛；②头痛加剧时，神经功能障碍进展伴新发嗜睡或嗜睡加重，可提示瘤周水肿加重和（或）肿瘤进展；当怀疑是脑水肿和肿瘤占位效应时，主要遵医嘱使用甘露醇或糖皮质激素等药物降低颅内压，而

不是使用镇痛药物。

中枢神经系统肿瘤患者放疗期间发生颅内高压应取什么体位

放射治疗有可能会造成患者出现颅内高压、脑水肿等，为促进颅内高压患者头部静脉回流，应将床头抬高 15°～30°，使患者头部抬至高于心脏的位置，减少颈部过度屈曲或旋转、避免约束性的颈部包扎。保持呼吸道通畅，遵医嘱持续或间断吸氧，应用药物降低颅内压；昏迷者取侧卧位，便于呼吸道分泌物排出。

中枢神经系统肿瘤患者放疗期间发生颅内高压饮食有哪些要求

神志清楚无饮食禁忌者，给予普食，但应限制钠盐摄入量（不超过每天 6g）；不能经口进食者，可以采取管饲进食；成人每日补液量在 1500～2000ml。

中枢神经系统肿瘤患者放疗期间如何预防颅内高压

中枢神经系统肿瘤放疗期间，患者如果躁动不安，忌强制约束，以免患者挣扎导致颅压进一步升高；避免体力劳动、紧闭口鼻用力呼气、咳嗽、打喷嚏、便秘等有可能导致颅压升高的情况。

头颈部肿瘤患者放疗期间什么时候开始做？如何做张口功能锻炼

头颈部肿瘤患者从放疗第 1 天起就要进行张口训练，并持续锻炼至放疗结束后 3 个月。训练内容如下：①开口与闭口训练，最大幅度地张口，持续 5s 后再闭口，每次 5 分钟，每天 5～6 次。②上牙、下牙相互撞击训练，类似嚼口香糖，上、下牙有节奏地叩击作响，确保所有牙齿全叩击到，每次叩击 15～30 遍，每天 2～3 次；③舌肌训练，练习舌的前伸、后缩和卷动运动，运动速度宜缓慢，每次 5～10 分钟，每天 3～4 次；④咀嚼肌训练，口唇闭合下最大限度地鼓腮，维持 10s 后再瘪腮，使腮部尽量凹陷，维持 10s 后再恢复正常，每次 15～30 遍，每天 2～3 次；⑤颈肌训练，头颈缓慢向前后、左右侧弯，每次 10 分钟，每天 2～3 次。

头颈部肿瘤患者鼻腔冲洗怎么做

患者取坐位，利用冲洗器冲洗。先冲洗呼吸不畅一侧的鼻腔，快速挤压洗鼻球，直至冲洗液进入鼻咽，注意不要吞咽冲洗液。鼻腔冲洗要求动作轻柔，控制冲洗压力，操作中观察呼吸状况，出现呛咳等不适停止操作。操作结束后，清理口腔，及时清理鼻涕。

头颈部肿瘤患者鼻腔冲洗用什么液体

头颈部肿瘤患者放疗后，肿瘤表面、鼻咽部往往附着坏死组织和血性、脓性分泌物。临床上常用温度为 37～41℃的无菌生理盐水做鼻腔冲洗液，可有效清除坏死组织及分泌物。冲洗液体量为 250ml。

喉癌患者在留置气管套管后如何预防咽瘘

喉癌患者在留置气管套管，需要从五个方面预防咽瘘的发生。①嘱患者勿将痰及分泌物咽下，术后7～10天避免吞咽动作，以免污染或牵拉咽喉部伤口引起感染，而形成咽瘘。②患者要注意口腔卫生，保持口腔清洁。③医护人员要每日为患者按时更换气管套管，如纱布污染或潮湿，患者需要及时告知护士，给予更换。④分泌物较多时，患者应配合护士进行雾化吸入，遵医嘱使用抗生素等药物。⑤保证营养摄入，必要时遵医嘱应用静脉高营养治疗，提高自身免疫力。

专家有话说

患者在放疗期间，要注意营养的摄入，保持适宜的体重，如有不适，及时向医护人员报告，尽早治疗，顺利完成治疗疗程，提高治疗效果。

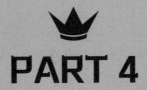

PART 4

不容懈怠
放疗后随访

　　放疗结束，治疗取得了阶段性胜利，后期的任务主要是恢复体力，随访观察。

放疗结束后要注意什么

患者在放疗结束后，应遵医嘱定期做血常规及生化检查，如有异常及时就诊。放疗后，照射野部位皮肤仍应保护，避免摩擦和强烈的物理刺激。在放疗结束后一段时间内，局部或全身仍可能出现放射反应，要放松心态，避免惊慌，定期、按时随访，让医生准确地进行放疗效果评价，根据患者个体情况制订相应的复查和后续治疗方案，为提高晚期肿瘤患者生存质量起到重要作用。

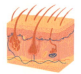

皮肤管理　　　　定期随访　　　　自我检查　　　　心理健康

放疗后出现骨髓抑制，多久可以恢复

放疗后骨髓抑制是指血常规中白细胞、红细胞、血小板的减少等，是放疗最常见的血液不良反应。一般来说，患者在放疗后骨髓抑制恢复时间的长短取决于患者放疗期间的放疗剂量、接受放疗时间的长短，更重要的是取决于患者自身的身体状况。如患者体质好，则恢复时间较短。如患者原来体质较差，那么放疗后骨髓抑制恢复期就会延长。嘱患者多休息，加强营养，增加抵抗力。定期复查血常规。

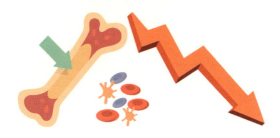

骨髓抑制造成的血细胞降低

食管癌患者在放疗后期无法进食，怎样饮食护理

食管癌患者在放疗后期可能存在完全无法经口进食的情况，这是由于受病变组织、黏液滞留等因素影响，患者会出现食管完全梗阻。饮食护理要根据情况遵医嘱选择肠内营养支持或者肠外营养支持；对于需要实施肠内营养治疗的患者，在腹部的胃或

肠内营养示意图

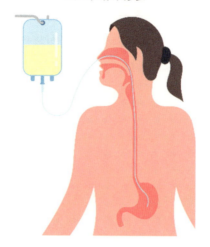

肠外营养示意图

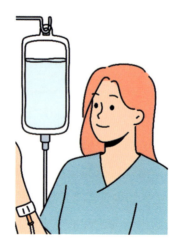

空肠造瘘置管，将肠道膳食纤维液体营养制剂缓慢匀速滴于其肠道内，以促进食物营养吸收。如果肠道功能障碍，要进行肠外营养支持。

肿瘤患者放疗结束后如何随访

肿瘤放疗患者在放疗结束后，需要定期复查：①复查频率：放疗结束后1~2年，每3个月复查1次，2~5年每6个月复查1次，5年后每年复查1次。②复查项目：医生根据患者的不同情况，检查全血细胞计数、生化、肿瘤标志物，影像学检查包括胸部CT、食管钡剂造影等，必要时行上消化道内镜检查，FDG-PET/CT等。

放射性粒子植入术后的患者，居家期间如何做好放射防护

粒子植入术后对周围人群有潜在的辐射作用，放射性防护应遵循"时间防护、距离防护、屏蔽防护"三原则。

(1) 时间防护：以放射性 ^{125}I 粒子植入为例，时

间防护是指在粒子植入后 6 个月内，尽量缩短与粒子植入术后患者的接触时间，这是有效的防护措施之一。建议孕妇与未成年人 3 个月内距粒子植入患者超过 3 m，避免同住一个房间；3 个月之内建议夫妻分居；成年人 6 个月内近距离接触粒子植入患者须行防护措施；^{125}I 粒子植入病房护理人员需要在术后频繁接触患者，无法完全按照时间防护原则，护理人员在床边护理 6 个月以内的粒子植入患者需要穿戴铅衣，辅助防护。

(2) 距离防护：是指与粒子植入患者保持 1m 的距离可以保证辐射安全。儿童及未生育者应尽量避免探视或与患者密切接触，更不能作为患者的陪护人。医护人员接触 6 个月内的粒子植入患者，在 1m 范围内要穿戴防护用具，如铅衣或为患者粒子植入部位遮盖铅毯进行防护。

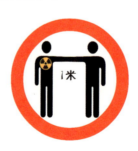

(3) 屏蔽防护：是防止辐射危害最关键的措施之一，患者在粒子植入之后，与他人可能在有小于 1 米距离的接触时，应该在粒子植入部位外应用含铅防护服／罩。

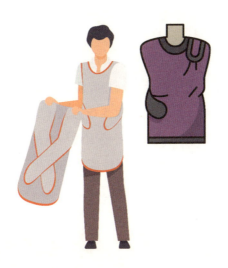

放射治疗期间，为什么患者会表现出逐渐加重的无力感

患者有可能是由于癌因性疲乏，这是一种有关躯体、情感或认知方面的疲乏感，无法通过休息缓解，目前尚无有效药物可以治疗。癌因性疲乏是肿

瘤患者治疗最常见的不良反应之一，症状通常在开始放疗后 2 周内出现，在疗程结束时或治疗结束后 1～2 周最明显，然后在接下来的数月内逐渐缓解。

癌因性疲乏的发生跟什么有关系

有很多研究证实，癌因性疲乏的发生，与很多因素相关，比如患者的治疗疗程、营养状况、是否有抑郁情绪、是否有其他治疗方式（如化疗、手术等），均可能会影响到患者癌因性疲乏的发生。患者家属要密切关注患者癌因性疲乏的发生，协助患者尽早缓解疲劳、获得康复。

专家有话说

放疗结束，肿瘤消退，意味着阶段性胜利，不可放松警惕。保持良好状态，按时复诊，争取早日康复。

后 记

历经数月的辛苦付出，几经修稿，本书终于可以与大家相见，深感欣慰。

肿瘤放疗前、放疗中、放疗后的护理对患者康复十分重要，对家属而言也是学习护理患者的难得机会。本书对放射治疗前的准备、治疗中可能出现的躯体症状、放疗后居家期间的照护等内容进行了全面介绍，相信对提高患者的治疗效果和生存质量有很好的帮助。

如果把癌症的放疗当作一场战役，那么本书的编者团队就是战役中的一员，与医生、治疗师、患者、家属等站在一起，共同面对癌症敌人，给患者和家属以战胜敌人的力量和信心！

感谢在本书编写过程中给予大力支持的专家和编写团队，也感谢读者朋友的信任。祝各位患者朋友早日康复！

李葆华　王攀峰

相 关 图 书 推 荐

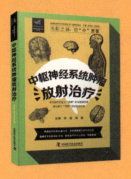

无影之剑，切"中"要害

中枢神经系统肿瘤放射治疗
主编 乔 俏 阎 英
定价 39.80 元

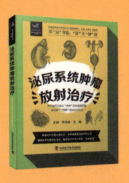

早"放"早愈，"尿"无"肿"迹

泌尿系统肿瘤放射治疗
主编 李洪振 王 皓
定价 39.80 元

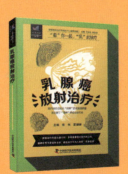

"愈"你一起，"乳"此放疗

乳腺癌放射治疗
主编 黄 伟 夏耀雄
定价 39.80 元

相 关 图 书 推 荐

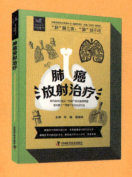

"肺"腑之言，"肺"放不可

肺癌放射治疗

主编 毕 楠 蔡旭伟

定价 39.80 元

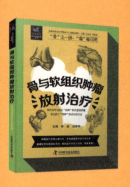

"骨"注一掷，"瘤"暗花明

骨与软组织肿瘤放射治疗

主编 李 涛 吕家华

定价 39.80 元

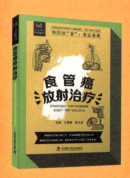

有的放"食"，食全食美

食管癌放射治疗

主编 王奇峰 章文成

定价 39.80 元

相 关 图 书 推 荐

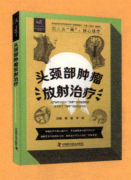

出人头"蒂"，放心放疗

头颈部肿瘤放射治疗
主编 康 敏 乔 俏
定价 39.80 元

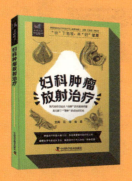

"放"下包袱，共"妇"健康

妇科肿瘤放射治疗
主编 江 萍 曲 昂
定价 39.80 元

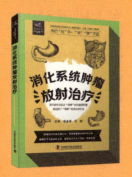

有的"放"矢，"消""肿"灭迹

消化系统肿瘤放射治疗
主编 岳金波 王 喆
定价 39.80 元

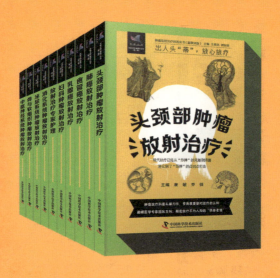

科普中国·健康大百科（第一辑）

肿瘤放射治疗科普丛书（融媒体版）

- ♛ 中枢神经系统肿瘤放射治疗
- ♛ 骨与软组织肿瘤放射治疗
- ♛ 消化系统肿瘤放射治疗
- ♛ 泌尿系统肿瘤放射治疗
- ♛ 头颈部肿瘤放射治疗
- ♛ 妇科肿瘤放射治疗
- ♛ 放射治疗专家护理
- ♛ 乳腺癌放射治疗
- ♛ 食管癌放射治疗
- ♛ 肺癌放射治疗